AF373274

RÉFUTATION

DE

CERTAINS PRINCIPES

De M. SACCOMBE, docteur en Médecine et professeur en accouchemens, etc. énoncés de nouveau dans une Brochure intitulée :

ENCORE UNE VICTIME

DE L'OPÉRATION CÉSARIENNE,

O U

LETTRE A M. F......

Par J. B. J. VANDENZANDE, élève en Médecine.

Mente et manu. Hippocrat.

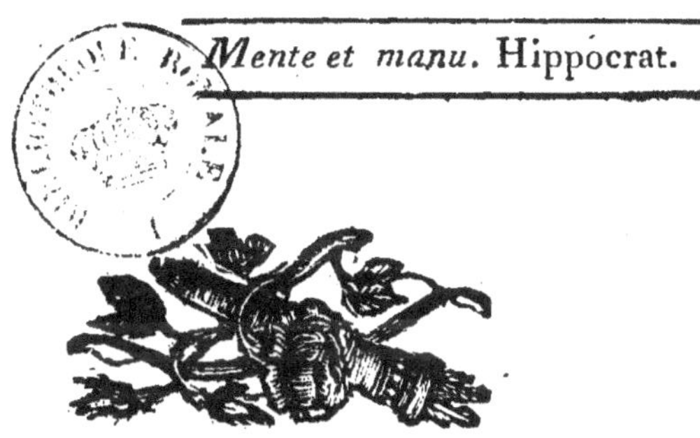

A BRUXELLES,

De l'Imprimerie de F. HAYEZ, place de la liberté.

1797.

Non debemus jurare in verba magistri.

A

MONSIEUR KOK,

Docteur en Médecine, ci-devant Profeſſ. d'Anat. Phiſiol. & de l'art des Accouch. Médecin penſionné de la ville d'Anvers, ancien Profeſſ. Royal de Méd. Clinique à l'Univerſité de Louvain, Membre de l'Acad. Holland. des Sciences de Harlem, de la Société littér. de Dunkerque, de la Soc. Philomat., de celle de Santé & de la Médicale d'émulation de Paris; de celle des Médecins de Lyon, &c. Secrétaire Flamand de la Soc. de Méd. Chirurg. et Pharmacie de Bruxelles.

PUIS-je me flatter, mon cher Professeur, que Vous daigneriez accepter ce faible ébauche, comme l'expression sensible d'un témoignage non-équivoque de la reconnaissance la plus sincère et du respect le plus profond, que Vous porte et Vous doit à tant de titres, un élève, qui, en profitant aujourd'hui des leçons savanvantes, que votre bienveillance bienfaisante lui a prodiguées avec tant de générosité (ainsi

A 2

qu'à tous ceux qui rechercherent d'y avoir part),
espère en retirer quelque fruit bien digne d'elles, celui d'être utile en quelques points à l'humanité souffrante dans l'instant critique où il s'a-
git de la propagation de ses sujets, et de la
conservation des tendres et intéressans minis-
tres de cette fonction sacrée. Ce sont ces mêmes leçons mon très-digne Professeur, qui m'ont
mis à même de pouvoir tenter la réfutation de
certains systèmes repréhensibles d'un auteur fameux, depuis long-temps connu par la réputation que ses principes doivent lui avoir donnée.
Il me fallait bien toute l'autorité puissante qu'elles me prêtaient pour entreprendre un tel sujet avec d'aussi inégales forces. Si, sous des aus-
pices si favorables, mon entreprise a le moindre succès, c'est à Vous, mon cher Professeur,
que je le devrai tout entier, et je ne déses-
père pas que Vous n'encouragiez de faibles talens, en accueillant favorablement ce qu'a la juste
assurance de Vous préfenter celui qui jouit de
l'honneur à jamais désirable de pouvoir fe dire,

De vos disciples, le très-dévoué
J. B. J. VANDENZANDE.

AVERTISSEMENT.

IL paraîtra peut-être étrange de voir aujourd'hui un simple élève, neuf encore dans l'art de guérir, dénué sur-tout des talens de l'éloquence toujours si puissante, entrer en quelque sorte en lice avec un maître d'une réputation brillante, en essayant de réfuter les principaux de ses systèmes pour leur conséquence, répétés de nouveau dans le petit ouvrage, dont il est fait mention. Mais le tout bien réfléchi, qu'est-ce qui doit inspirer le plus de surprise ; d'un accoucheur, qui paraît consommé dans son art, posant des règles inadmissibles par la singulière contradiction où elles sont entr'elles, et par les funestes effets que produirait en certains cas leur application ; ou d'un élève, qui, fort de principes certains, avoués par l'expérience et la raison, *naturâ duce*, entreprend d'opposer ces derniers aux raisonnemens subtiles, appuyés d'une éloquence magique, de ce premier Accoucheur ? Pourquoi donc ce dernier devrait-il, intimidé par une forte autorité, ne pas oser par respect, tâcher, s'il lui est possible, de se rendre utile à ses Concitoyens, en les prévenant des malheurs, dont les menacerait une pareille doctrine adoptée par ceux à qui leur salut et celui de leur progéniture est confié ? Pourquoi faudrait-il qu'il attende de se voir gravement décoré d'un nom, qui par lui ne donne pas la science, et n'en impose que trop souvent, pour propager certaines idées, peut-être heureuses, qu'il croit pouvoir opposer avec fondement, à des argumens fins et adroits, proposés par un auteur, qui d'ailleurs peut

A 3

avoir la plus grande influence ? —— Il m'a semblé que ces considérations pouvaient être concluantes. Elles sont venues à l'appui de la vive sollicitation pour ce que j'ai fait, de l'ami distingué à qui j'écrivis cette lettre ; et dans le désir sincère que j'éprouve de témoigner mon zèle ardent pour tout ce qui intéresse l'art que j'ai embrassé, augmenté encore par tant de motifs chers à mon cœur, je me suis permis de mettre au jour ce fruit d'une étude suivie, et des leçons d'un maître habile. (1) Quel bonheur indicible pour moi, si la moindre partie de mon but se remplit !

―――――――――――――

(1) Le Professeur Kok donne une preuve éclatante de sa bienfaisance et de sa générosité, en ouvrant un cours d'accouchemens et des maladies y relatives à Bruxelles pour tous les élèves indistinctement, dont l'instruction est le seul fruit qu'il veut en retirer. Non-content des peines obligeantes qu'il s'est déjà données et qu'il se donne encore pour l'enseignement de cette branche de l'art, il se propose de donner avec le même désintéressement, un cours de Pathologie, à la fin du premier qui va se terminer. Que d'obligations infinies ne devront pas à cet ami sincère de l'humanité, tous ceux, qui en s'instruisant auprès de lui, ont également son bien-être à cœur !

RÉFUTATION

D E

CERTAINS PRINCIPES &c.

O U

LETTRE A M. F......

Mon cher ami,

L'Envoi du dernier opuscule de M. Saccombe, que vous avez eu la complaisance de me faire, m'a été d'autant plus agréable, qu'étant une nouvelle preuve de votre amitié pour moi, je puis me persuader de plus en plus de la vérité des sentimens affectueux, que vous avez si souvent manifestés à mon égard. L'obligation que je vous en ai, se trouve augmentée encore, par le plaisir vif que je ressentis à la réception de ce petit ouvrage, vû qu'il partait d'une main, dont j'ai recueilli toutes les productions avec un empressement égal à l'intérêt qu'elles m'inspiraient, tant par la tournure élégante, au moyen de laquelle cet auteur sait donner une apparence de solidité plausible à certains principes bien hardis et bien singuliers ; que par beaucoup. de bons préceptes, que d'ailleurs elles renferment, exprimés d'une

A 4

manière qui réunit à la fois l'utile et l'agréable, sous l'aspect le plus avantageux (1).

Vous me demandez avec toute l'autorité que peut prendre l'amitié, que je vous signifie formellement ce que je pense de cette brochure, et de quelques autres points de doctrine de cet auteur, qui ont trait à cette matière ; comme si en effet, il pouvait m'appartenir de faire part d'un tel avis à celui, que j'avais tant de raisons d'en solliciter d'abord, et dont les pénétrantes lumières, le profond savoir m'avaient tant de fois éclairé. Mais pourrais-je méconnaître dans cette circonstance encore un effet de votre bienveillance particulière, un témoignage nouveau de votre affection pour moi ?

Cependant pour ne pas désobliger celui à qui je dois tant, l'ami généreux qui veut bien me laisser courir la petite carrière de cette question, dont la résolution pourra peut-être devenir de quelqu'utilité à nos Concitoyens, je vais vous exposer les différentes réflexions que durent me suggérer ce nouvel opuscule, et qui devaient être la conséquence des principes raisonnés et tout-à-fait contraires, que j'ai puisé dans les leçons d'un maître, dont l'autorité qui m'est chère, peut balancer celle des professeurs les plus distingués.

Fauteur zélé de certains principes, dont nous fit part le professeur Saccombe d'une manière si brillante, dans les premières de ses productions qui parurent sur l'art des accouchemens, vous savez si j'ai lu avec plaisir ses

---

(1) M. Saccombe a mis en vers un abrégé de l'art des accouchemens dans un poëme intitulé : *la Luciniade.*

ouvrages, dans lesquels se trouvent tant de choses attrayantes par leur nouveauté, pour un jeune élève. Mais, vous n'ignorez pas non plus, mon bon ami, que si je reconnus certains d'entre ses principes que j'avais embrassés avec enthousiasme, il en est aussi, et beaucoup, la plupart nouveaux, d'autres rabattus et réfutés depuis long-temps, qui, par la contradiction où ils étaient avec ceux que j'avais reçus, firent naître en moi des doutes inévitables, et de confiant que j'étais sur une quantité de points, me firent changer en sceptique et incrédule sur bien d'autres, que je vous exposerai avec une franchise égale à la digne devise de l'auteur : *verax et audax*, admettant plutôt pour moi celle *d'audax sed verax*.

Sans vous entretenir ici des étonnans systèmes du docteur Saccombe sur la secrétion du lait, sur la position, nutrition de l'enfant et la cause qui le force à sortir du sein de sa mère, hypothèses qui exigeraient un fort grand nombre de détails trop longs pour les limites que je me suis prescrites dans cette épître; sans vous renouveller même l'étonnement, où me mit la proscription hazardée des instrumens en général que veut établir cet Auteur, je me contenterai pour ce moment de vous exposer les raisons qui me semblent pouvoir être opposées à la manière dont il traite spécialement l'opération Césarienne : me réservant pour un autre instant, si ces raisons-ci sont dignes d'un accueil favorable de votre part, de vous développer celles qui me forcent à penser d'une manière opposée à celle du docteur Saccombe sur l'article des instrumens, et ceux des points, que je viens d'effleurer à l'instant.

Il ne m'avait pas dû être difficile de connaître l'opinion de cet Auteur, sur tout ce qui peut s'appeller opération dans l'art des Accouchemens, après avoir lû ses premiers ouvrages. J'y avais reconnu un Accoucheur, qui n'admettait d'autre aide que la nature, sentiment on ne peut plus louable en certaines circonstances, et qui, voulant refondre totalement l'art auquel il s'est adonné, établissait ses principaux principes sur des systèmes... J'avais vu déjà comment il cherchait à détériorer entr'autres l'opération Césarienne, et les raisons adroites qu'il apporte contr'elle; mais, malgré que j'eusse dû m'attendre à bien d'autres sophismes après celui-là, de la part de ce Professeur, jamais, non jamais je n'aurais osé croire qu'il eût pu employer contre cette opération, les propositions ridicules et hardies, qu'il nous débite élégamment dans la pièce que vous m'avez fait remettre. Vous aviez bien deviné, mon cher F....... lorsque vous me disiez, que sûrement aucun de ses sentimens ne m'aurait autant révolté, que la manière dont il énonce encore une fois ce dernier, aussi bien que son *défi*, comme en dépit de ce que de pareilles objections demeuraient sans réponse.

En effet, ce titre seul : *Encore une victime de l'opération Césarienne*, n'annonce-t-il pas tout au moins l'humeur de l'Auteur qui la fit paraître ? Il est évident que le but de cette pièce, quoiqu'il veuille en faire croire, n'est pas tant la défense de la femme *Vasseur*, que le désir de rendre publique la faute qu'aurait pû commettre un partisan d'une opération qu'il déteste, en pratiquant cette opération même; que la soif bien plus grande peut-être, de répandre tout ce qu'il a de haîne et d'aversion pour la Césarienne. N'est-il pas aisé de voir, mon cher, que cet antagoniste déterminé de cette dernière, a voulu profiter adroitement d'un événement malheureux, arrivé à la suite de ce procédé opératoire, entre les mains de M. Dubois, pour décrier de plus en plus, mais envain sans doute, malheureusement pour tant d'efforts, une opération par elle-même salutaire, qui aura pu être mal administrée ? Il veut, dans la sainte fureur qui l'anime, donner pour un de ses effets inévitables selon lui, la mort de la malheureuse *Vasseur*, et il nous intitule sa pièce comme si réellement c'était de l'opération, dont elle eut été la victime, tandis qu'en tout cas, ce ne peut être que l'effet de certaines circonstances quelquefois impossibles de prévenir, ou de précautions négligées, soit pour le temps ou les prédispositions nécessaires. Et n'en est-il pas alors de celleci, comme de toutes les opérations de Chirurgie, dont la réussite ne dépend certainement pas de l'essence de l'opération, mais bien du concours de circonstances, mais bien de l'adresse et habileté de celui qui la met en usage ?

Mais sans anticiper davantage sur des détails, qui me fourniront dans la suite de cette lettre un développement plus considérable, je vais passer à l'analyse des raisons principales que notre Auteur apporte contre la Césarienne dans la pièce en question.

Comme la masse des autorités respectables est pour la Césarienne une preuve authentique et évidente des fruits heureux qu'on en a tant de fois tirés, qu'il est impossible de réfuter, et qui auraient dû l'être cependant pour appuyer tant soit peu un sentiment si vague ; il commence par révoquer en doute tout ce qui a été écrit en sa faveur ; il ose... l'ai-je bien lû ? taxer de mauvaise foi les auteurs respectables de tant d'observations concluantes pour elle, et, fidèle à la seconde partie de sa devise, il nie tout court la possibilité des succès, qui font les sujets de ces mêmes observations. Comme entr'autres, il n'y en a pas de plus précises que celles de Rousset, comme d'après celles-là il est incontestable que l'on puisse espérer de bons succès de cette opération, comme enfin, il fallait les anéantir pour pouvoir établir sa singulière théorie, ne pouvant le faire, que fait M. Saccombe, vous en seriez-vous douté ? il tranche le nœud gordien en niant le fait.

En vérité, mon ami, voilà un mode de réfutation, auquel vous ne vous étiez sans doute pas plus attendu que les autres. Je souhaite pour l'honneur de son Auteur, que son succès soit égal à la surprise qu'il nous a procurée.. Ne trouvez-vous pas aussi, qu'il est, on ne peut plus expéditif pour résoudre toutes les objections que l'on pourra lui faire en citant des faits ? Heureux pour moi, que j'en ai d'incontestables, et contre lesquels la commode négative ne ferait qu'ajouter un ridicule de plus au sentiment que je combats. Ce mode a encore un avantage très-grand, c'est qu'il résoud invinciblement les argumens de ceux qui ne nous ont pas été, et ne nous sont plus contemporains. Il est vraiment bien à regretter que nos savans ne l'aient mis et ne le mettent en usage : que de veilles et de travaux inutiles il leur épargnerait !....... Mais, mon ami, ne pourrait-il pas être à craindre par la même raison, pour cet Auteur brillant, qu'un àutre Saccombe ne s'avisât pareillement de dire un jour, en lisant ses ouvrages et sur-tout le fameux *défi : credat Judæus appella , non ego . . .*? Au reste, tout ceci de sa part, ne doit paraître que naturel à tous ceux qui savent que de moyens met en usage, un Auteur à système, pour conserver un de ses enfans nouveaux nés. — Cependant, pour en revenir à Rousset, voulant donner quelque raison d'une négation aussi crue et d'une dénonciation si peu vraisemblable, M. Saccombe commence par altérer son mérite en le déprisant ; il prétend, en dépit de tous les hommes célèbres, qui y ont eu confiance, le donner pour ignorant, et taxer par conséquent, de peu de jugement tous ces auteurs illustres, à qui il aura sans doute manqué le tact du Docteur Saccombe pour savoir apprécier le degré de confiance que mérite un Auteur. — En effet, son ignorance prouvée pourrait être concluante, mais quels sont ses raisons ? Elles se bornent à une seule, c'est que Rousset ne savait pas le latin, dit-il .... Les preuves qu'il nous donne de cette assertion sont sans replique : *il a écrit en Français dans un temps où le latin était la langue des savans.* Est-ce bien le célèbre Saccombe qui allègue cette prétendue preuve ? Depuis quand est-il donc décidé qu'il faille être ce qui s'appelle vraiment savant, pour être bon Accoucheur, Chirurgien habile et instruit ? Ne pouvait-il pas être parfaitement approfondi dans son art, sans posséder cette langue ? Combien de pareils exemples ne voit-on pas de nos jours ! Je demanderai encore s'il est réservé au latin, ou s'il l'était alors de donner le savoir. D'ailleurs quelle preuve est-ce de ne pas connaître une langue que de ne pas s'en servir pour un ouvrage, qui devait être à la portée de tous les gens de l'art, et sur-tout des élèves ? Que vous en semble-t-il, judicieux F..., n'entendrons-nous pas dire au premier jour qu'Ambroise Paré était un igno-rant, parce qu'il a écrit en Français dans un temps, *où le Latin était la langue des savans* ?

Mais passons à ses autres preuves contre la Césarienne. Vous savez combien elles sont plus concluantes que celles-ci.

La base sur laquelle s'appuie son avis, de ne jamais vouloir porter de prétendus aides à la nature dans l'opération par laquelle elle met au jour les enfans renfermés dans le sein maternel, soit par des instrumens qui la seconderaient dans ses efforts, en diminuant les obstacles qui s'y opposeraient, soit par des opérations qui suppléeraient à ce qui serait invincible pour elle ; cette base, dis-je, est que cette mère prévoyante sera toujours à même de donner à la lumière, l'être qu'elle aura doué de la vie ; et qu'elle est trop sage pour laisser développer ce même être dans une demeure, dont il ne pourrait un jour franchir la sortie. De ce prétendu principe, il tire naturellement une conséquence de même qualité, c'est-à-dire, que jamais bassin ne sera assez difforme, pour mettre un empêchement insurmontable à une fin aussi salutaire. — Que n'est-il vrai ce principe ! Que n'ai-je tort de le combattre ! Combien la société y gagnerait !

Supposons pour un instant que la nature ne permette jamais par elle-même une conformation vicieuse tout petit qu'en serait le défaut, supposons, que ne contrariant jamais ses loix, elle écarte toujours tout ce qui pourrait s'opposer à la fin qu'elle se propose dans l'accouchement, ce qui nous est en partie prouvé par les animaux, s'en suivra-t-il delà que les causes nombreuses, indépendantes de son domaine, ne pourront avoir assez d'intensité pour rendre l'accouchement impossible par défaut de conformation ! Pourra-t-on réduire ces vices *accidentels* au nombre de *cinq*, comme le fait cet auteur, et ces cinq même, qu'il défend tous contre la possibilité de nuire fortement à l'accouchement, ne seront-ils pas souvent en contradiction par leurs effets, avec la défense de celui qui les propose exclusivement ? Un enfant fait une chûte, s'en disloque, par exemple, la cuisse, et prédispose ainsi son bassin à une difformité grave qui en est, je suppose, la suite ; un autre est confié de trop bonne heure par une assurance aveugle, à ses soutiens trop débiles et trop peu formés encore, son bassin s'en trouve déprimé de mille manières ; chez d'autres la difformité a lieu par une cause quelconque extérieure, telles que chûtes, coups, mal-adresse, imprudence, rudesse, etc. avec lesquelles on manie si souvent les enfans, dont les parties dures, si molles encore cèdent avec tant de facilité aux moindres impressions ; chez celui-ci c'est une cause interne qui agit, il est rachitique, tous ses os sont ramollis, il est méconnoissable, tout le poids de son corps doit reposer sur un bassin, qui est peut-être dans le plus grand degré de ramollissement ; chez celui-là c'est un virus quelconque qui désorganise sa charpente osseuse, etc. Pourra-t-on dire dans tous ces cas, que la nature, cette mère prévoyante, prédisposant toujours tout de manière à ce que ses opérations s'exécutent sans peine, veillant à toutes les circonstances qui pourraient déranger ces dernières, il est impossible qu'elle laisse tellement défigurer ces os, que son but ne puisse avoir lieu par vice *accidentel* de conformation. Le raisonnement serait beau ! Et cependant je me trompe fort si le texte est susceptible d'une autre interprétation.

J'ai dit plus haut que je *supposais*, que la nature ne mît jamais d'obstacle d'elle-même, à la sortie de l'enfant par le défaut, dont il est parlé. En effet, mon ami, vous le sentez mieux que moi, ce ne peut être qu'une supposition. Et comment pourrait-on admettre la proposition de M. Saccombe, où il nie les *vices essentiels de conformation du bassin, si l'on entend par ces mots,* dit-il, *une ossification originairement vicieuse, etc., dans le sein de sa mere* (1). Je pourrais lui demander d'abord, pourquoi la nature, qui se montre quelquefois si bizarre dans la conformation, la structure et le nombre même d'autres parties également essentielles, ne pourrait pas varier dans la disposition des os du bassin ? Car enfin pourquoi cette portion du corps humain serait-elle plutôt à l'abri d'une excessive variation, comme de n'avoir qu'un ou deux pouces, tandis que l'on a vu des variations étonnantes dans tous les os du squélette, tandis que l'on a trouvé des cœurs doubles, des rates d'un volume considérable (2) et d'autres très-

---

(1) Observ. médico. chirurg. sur la grossesse, etc. pag. 158.

(2) Stalpart Vanderwiel, observ. rarior. tom. 1. pag. 210, observ. 49, rapporte le cas d'une rate tellement volumineuse qu'elle occupait toute la capacité du côté gauche du ventre, depuis le diaphragme jusqu'à l'aine, c'étoit un enfant.

petites *(3)*, des cœurs d'une structure tout-à-fait sin-gulière *(4)*, des reins se toucher (5), des testicules au nombre de trois et quatre , comme le vit *Ambr. Paré* et bien d'autres. La nature aurait-elle une prédilection par-ticulière pour ces quatre ou cinq os qui se trouvent au bas du tronc ?—Mais un fait que j'estime préférable à tous les raisonnemens possibles de nos graves savans, une preuve authentique et incontestable de la possibilité de ce que j'avance, c'est le bassin que le professeur Kok démontra , dont tous les os étaient contrefaits par la mauvaise conformation, par vice *essentiel* de cette dernière , sans en pouvoir accuser aucune cause externe ou visible. Cette pièce aussi précieuse que rare est en-core à voir à l'Université de Louvain. Il est d'une femme, que feu le professeur *Jacobs* a aidée : on ne pourra donc pas nous chanter qu'il est *de l'autre siècle*. Je pour-rais ajouter encore le fait du sieur La Roche, rapporté par M. Simon , (6) qui fit l'opération Césarienne pour un bassin, qui à l'ouverture du cadavre se trouva n'a-voir que l'intervalle de deux doigts entre la dernière ver-tèbre lombaire et l'os pubis. Celui-là n'a pas été caché et puis substitué ; il a bien été démontré, *ipso facto*.

Quoique je puisse en citer encore beaucoup d'exemples,

---

(3) Le même auteur, libro citat. , observ. 37 , pag. 148 , rapporte avoir vu une rate ronde , de la grandeur du paume de la main , située sous l'ombilic.

(4) Idem et eodem loco, a vu un cœur, de la grandeur d'une poire ordinaire, plat et déprimé , adhérent au péricarde et absolument vuide.

(5) Idem , observ. 50 , pag. 214.

(6) Voyez Mémoire , de l'Acadám. de Chirurg. de Paris. vol. 2.

B

dont nous nous sommes si souvent entretenus, j'aime
à croire à la rareté de ces cas; et combien n'est-il pas
à désirer qu'elle fût plus grande encore! Il parait même
qu'une longue pratique n'en a pas encore fait rencon-
trer de cette nature au Docteur Saccombe, raison principale sans doute pour laquelle il voudrait persuader
qu'il n'en exista jamais, et n'en peut exister, les autres
preuves qu'il veut nous donner par la configuration res-
pective des pubis et du sacrum étant trop foibles pour
être comptées pour telles. — Mais ce qui a droit de
me surprendre, ce qui doit faire augurer peu avanta-
geusement de ses moyens de preuve, c'est que non-content de nier un fait aussi positif par les exemples qu'on
en a, cet auteur cherche à détruire ces mêmes exemples, contre lesquels cependant tous ses pompeux raisonnemens doivent échouer, en disant, qu'enthousiastes
des férailles, leurs partisans, pour étayer leur doctrine
et prouver le besoin de ces moyens méchaniques, cher-
cherent à tromper audacieusement leurs élèves, en leur
démontrant pour bassins difformes, des bassins bien con-
formés en effet, mais pris de jeunes adolescens......
Supposition hardie, (..... *et audax*) fait affreux s'il
existait, et dont certainement l'impudence la plus à
l'épreuve ne pourra jamais accuser des *Camper*, des *Hunter*, des *Baudelocque*, des *Kok*, des *Jacobs*, etc. et
bien d'autres grands hommes également dignes de foi,
dont le moindre doute serait un outrage criant, fait à
la vérité. — Eh quoi! pour soutenir un pernicieux sistème,
l'on aura pu pousser l'audace jusqu'à accuser des hommes chers à l'humanité, objets de la vénération publique, et que la fatale mort nous a trop tôt moissonnés, d'a-

voir imposé aussi impudemment à leurs auditeurs, d'avoir trompé aussi grossièrement des éleves, qui allaient devenir l'arbitre du sort d'une multitude de leurs concitoyens !... Qu'il nous dise donc, grand Dieu, quels fruits assez considérables ces professeurs eussent pû espérer de retirer d'une pareille infamie.

Mais que dis-je ? le sens de tout ceci n'est-il pas clairement énoncé dans son livre même ? *Ex concessis probatur.* — Ayant avancé dans son *livre des observations*, pag. 163 et 166, que le retrécissement du sacrum au pubis existant, *ce défaut de conformation en rendant impossible l'accouchement par la voie naturelle, aurait justifié l'application des instrumens et la pratique des opérations césarienne et sigaultienne* (1), ne fallait-il pas de toute nécessité qu'il prît une défaite quelconque, puisqu'il voulait rejetter totalement les instrumens et ces opérations, et quelle autre eût-il pu trouver qu'une de cette espèce, à moins qu'elle ne fût plus absurde encore s'il est possible ?

Que ne peut celui, qui par des moyens aussi légitimes entreprend de prouver avec tant d'assurance, que

---

(1) Peut-on croire que ce soit le Docteur Saccombe, qui ait dit que dans ce cas (au rétrécissement du diamètre droit du détroit supérieur) la section Sigaultienne serait indiquée, tandis qu'elle le serait tout au plus dans le défaut de largeur du bassin, et qu'ici elle serait absolument inutile ? Cela est si évident que toute réflexion ultérieure pourrait devenir ridicule, ce sujet ne les présentant que trop clairement par lui-même. Le professeur Saccombe aura cru sans doute ne rien risquer à être si peu conséquent dans une hypothèse qu'il croyait soutenable.

les vices *essentiels* de conformation du bassin ne peuvent exister, celui qui nous dit que le rapprochement du sacrum au pubis est impossible, et qui nous débite sans la moindre raison alléguée, que cet accident entraînerait nécessairement la mort du sujet (1), que ne peut-il, dis-je, venir s'assurer par ses propres yeux de l'existence de ce fait nullement mortel, en voyant le bassin que conserve *William Hunter* dans son cabinet, qui n'a qu'un pouce de petit diamètre, et cet autre de *Camper* de même dimension, pour lequel il pratiqua la section Césarienne? — Mais pourquoi recourir si loin, le célèbre *Baudelocque* n'en a-t'il pas un qui n'a que 3 à 4 lignes du fond de la cavité cotiloïde droite à la saillie du sacrum, et un deuxième encore qui n'a que 14 lignes de cette dernière à la symphise des pubis? Le professeur *Kok* a vu le bassin de la femme Vespres, qui n'a qu'un pouce et onze lignes. Que ne puis-je lui faire voir et toucher ce bassin, dont il est parlé plus haut, qui se trouve déposé à l'Université de Louvain, sur lequel travailla le professeur Jacobs, et nouveau *Thomas*, que ne peut-il être rendu à la vérité par les témoignages certains que lui en donneraient ses sens? — On ne dira pas, je pense, de ceux-là qu'ils ont roulé des demi-siècles dans les gréniers de quelqu'Université... J'espère que l'appui des hommes aussi célèbres, et dont les noms seuls font autorité, ne sera pas révoqué en doute. Je puis croire qu'on ne les accusera pas d'une supercherie, dont la bassesse révolte, et l'accusation seule remplit d'indignation.

Le docteur Saccombe peut sans doute n'avoir pas en-

---

(1) Libr. cit. pag. 167.

core vu dans sa pratique , ce qu'il appelle vice *essentiel* de conformation ; mais de ce que l'on n'a pas vu une chose , se suit-il que l'on puisse la nier. Eh! grand Dieu, combien n'est-il pas de phénomènes dans l'économie animale, que l'œil n'a jamais pu, et ne pourra peut-être jamais découvrir ! Qui a jamais vu le liquide nerveux, la cause de la contraction des muscles , l'œuvre de la génération , le mécanisme de l'ouïe , celui de la mémoire , des pensées etc. , et que devrait-on augurer de l'auteur à qui il prendrait l'idée ridicule de nier ces phénomènes ? Cependant, mon ami , n'est-ce pas le cas de notre auteur, qui non - content d'infirmer la possibilité de mauvaise conformation à des dégrès éminens, veut encore faire adopter , que jamais obstacles assez grands ne se trouveront pour pouvoir empêcher le passage de l'enfant. -- Vous savez comment, dans un autre ouvrage (1), il a recours aux moyens médicaux qu'il veut substituer aux mécaniques dans ces circonstances. . . .

Il est certain que j'aurais assez de confiance en sa dextérité et prudence, pour croire, qu'au moyen de ces qualités requises, il pourait parvenir , à l'aide de la main seule, à vaincre des obstacles, que lui présenterait un bassin d'une difformité legère, et qui cependant pourraient nécessiter tout autre peu habile, à armer cette main d'instrumens, toujours funestes d'ailleurs, étant maniés sans connoissance de causes. Mais me persuader que par ces mêmes simples moyens, cet accoucheur célèbre parviendrait à terminer un accouchement dans un cas, où le bassin, comme il le dit expressément,

----

(1) Libr. cit. pag. 168.

serait vicié à quelque degré que ce fût... Oh ! ici, le bon sens, l'évidence et la raison combattent trop victorieusement le vif désir que je ressentirais, pour qu'un procédé aussi favorable pût avoir lieu. Vous vous rappellez sans doute ce passage du fameux Gœlick.

Mallem famoso empirico quam subtili mechanico salutem meamconfidere.

En effet, pouvez-vous concevoir comment il fut possible qu'il entrât dans l'esprit d'un homme éclairé, qu'une tête de dimensions ordinaires, serait susceptible de passer à travers un bassin, qui n'offrît qu'un pouce d'écartement de devant en arrière, cas, qu'en acceptant son défi, on pourrait lui présenter, puisqu'il existe de tels bassins ? C'est assurément une proposition qui doit révolter tout homme sensé, qui a une parfaite connaissance du méchanisme de l'accouchement. —— Mais sans chercher des exemples d'une conformation aussi défectueuse, je désirerais voir manœuvrer l'accoucheur, qui entreprendrait de délivrer un enfant à terme de volume ordinaire, d'un bassin de deux pouces et demi, avec la main seule, ou par ce que M. Saccombe appelle des *moyens médicaux*, remèdes inconnus jusqu'à présent, et dont il aurait bien dû nous faire part. Je voudrais le voir amener cet enfant sain et sauf, qui aurait subi la diminution qu'exigerait son passage, tandis que le simple chevauchement des os du crâne, qui est déjà nécessaire à un peu moins de 4 pouces, le rend quasi apoplectique et quelquefois asphyxié. Comment croire que la nature pourrait opérer une diminution d'un pouce, lorsque le forceps ne peut porter sa force diminutive au-delà de 5 à 6 lignes sans tuer l'enfant ?

Mais j'entends : cet auteur veut nous dire que cette diminution sera possible, en ce qu'elle se fera *gradatim, sensim sine sensu.* C'est fort bien ; mais est-il donc de fait, que le forceps ne pourra pas aussi l'opérer lentement, et ainsi imiter la nature ; que dis–je, la surpasser même de beaucoup en avantage, en ce que terminant en bien moins de tems une opération si pénible pour les deux individus, et avec autant de ménagemens que la nature elle-même, s'il est bien manié, il n'exposera pas la femme aux suites funestes de tant d'efforts, souvent autant vains qu'ils sont violens. Car combien de tems une femme ainsi conformée ne devrait-elle pas languir dans les tourmens d'un enfantement d'autant plus laborieux, que la nature éprouvera de plus en plus l'impossibilité de vaincre un obstacle indomptable pour elle ? Le sort de cette malheureuse livrée aux angoisses de la mort, sera encore plus déplorable, si l'on considère que ses maux sans nombre, ne se bornant pas aux douleurs actuelles, elle aura encore par la suite de ses efforts, une série d'accidens plus ou moins cruels. Tant de pressions, de frottemens, d'irritations causées par la tête de l'enfant, n'augmenteront-ils pas l'irritabilité déjà si considérable, ne produiront-ils pas une affluence de toutes les humeurs vers ces parties, qui bientôt devront y stagner, et l'inflammation entr'autres maux ; l'inflammation si à craindre n'en sera-t-elle pas une suite inévitable ? Outre les effets de cette dernière, tels que des abcès énormes dans le bassin, aux lombes, etc. Les déchirures, les contusions, la dilacération même des parties ne seront-elles comptées pour rien ? La crévasse de la vessie, comme le vit le cél. *Vandoeveren,* occasionnée par un retrécissement de quatre lignes seulement du diamètre droit, ne pourra-t-elle pas avoir lieu (1), et un pareil exemple ne devrait-il pas arrêter les plus téméraires? Si les os, ou du moins ce qui constitue leur union, y est très-disposé, ne devra-t-on pas craindre l'écartement, la désunion des os du bassin et les accidens nombreux qu'elle traîne à sa suite, désunion qui serait d'autant plus fatale, que non-seulement elle serait nuisible, mais encore inutile, n'augmentant en rien le diamètre droit, qui est ordinairement le vicié? Pour comble de malheur, pour dernier argument, auquel ne résisterait sans doute pas toute ame sensible et vraiment humaine, cette mère déplorable n'aura pas seulement, au milieu des douleurs les plus atroces, la douce, la puissante satisfaction tant méritée, de trouver un allégement à ses souffrances dans le contentement que lui procurerait le charme d'avoir donné le jour à un nouveau citoyen, de se voir revivre dans sa progéniture. Son enfant sera mort.... O idée cruelle ! C'est au moment même de sa pénible naissance, que son tombeau va être couvert des larmes brûlantes d'une mere éplorée et touchante qui succombe à sa douleur....

N'aurais-je pas quelques raisons, mon cher ami, de m'adresser ici à cette classe de gens estimables, entre lesquels vous brillez avec tant d'éclat, qui font les délices et sont la portion la plus précieuse de la so

---

(1) *Specimen observ. academ.*, cap. 6, pag. 88, et suiv. le bassin de cette femme avait 3 pouces, 8 lignes. Le tableau que cet Auteur intéressant nous donne des accidens qu'il produisit, est des plus complets et mérite de fixer l'attention de tout Accoucheur.

ciété ? Ne pourrais-je pas m'adresser à vous , *hommes sensibles* , êtres généreux , à qui l'amour de l'humanité , de vos concitoyens , de vos frères , a fait embrasser l'état destiné à son soulagement , vous solliciter à vous élever contre un système si nuisible à la société , en opposant des raisonnemens solides , appuyés du flambeau de l'expérience , aux vaines déclamations d'un auteur systématique , pour que ses principes prétendus conservateurs se voient abjurés à jamais ? — Mais qu'ai-je dit ? ne se détruiront-ils pas d'eux-mêmes , ne le sont-ils pas déjà par le morne , mais expressif silence de ceux qui sont si à même de les confondre !

J'entends déjà **M.** Saccombe nous criant que ce sont au contraire nos instrumens , nos opérations , qui ont nui à la société.–Pourquoi donc confondre toujours l'art avec l'artiste ? Ils ont nui , je le sais , mais c'est employés par des maladroits , ou par l'effet de certaines circonstances inévitables et cachées. Que de raisons n'avons-nous pas en revanche de les accréditer par tout le bien qu'ils ont fait , dirigés par des hommes habiles et instruits ! Je prierais donc le Professeur Saccombe de ne pas chercher dans son beau désir de bien faire par innovation , à nous ôter les seules ressources qui restent dans certains cas , en alléguant le mal qu'elles ont quelquefois produit ; mais de nous donner plutôt un mode d'amélioration. C'est ainsi qu'il aura bien mérité de l'humanité reconnaissante.

Pour en revenir au sujet , dont cette digression nous a écarté , je dirai encore que si l'on a remporté quelquefois des succès sur des bassins étroits , la tête pouvait se trouver beaucoup plus petite , relativement à la capacité de ces derniers, ou au moins, disposée de manière par l'état des os, le degré de vitalité etc., à se prêter considérablement. Je sais d'ailleurs que l'illustre Baudelocque cite des exemples d'Accouchemens terminés par la seule nature à 3 pouces, et même à deux pouces et demi, d'après Solayrès; mais il ajoute aussi qu'il a fallu pour cela une souplesse excessive des os, ce qui ne peut faire qu'exception. Or, l'Accoucheur qui s'autorisant de ces exemples, prétendrait terminer de même l'Accouchement dans un cas pareil, quelle certitude aurait-il de cette grande souplesse, de ce peu de vitalité, de ce moindre volume de la tête, etc. pour hazarder une opération aussi dangereuse? Je n'ai pas non plus la preuve du contraire, me dira-t-il. C'est certain; mais au moins ne risqué-je rien en comparaison de lui, soit par les instrumens, dont l'application est ordinairement sans inconvénients, toutes choses égales d'ailleurs, soit par la Césarienne, comme je veux le prouver. Il est donc peu probable que par mon procédé je risquasse de fâcheuses suites, tandis que celui de cet Accoucheur les court sans ressources. Lequel faudra-t-il choisir? — D'ailleurs, mon ami, quelle aveugle barbarie ne serait pas celle de l'homme assez téméraire pour abandonner à la merci de ses propres forces, une femme, qui aurait par exemple, un tubercule, un anévrisme; qui serait disposée à l'aploplexie, etc. La réaction de ces forces expultrices, n'exposera-t-elle pas celle-ci à une mort prompte et l'autre à un accident terrible?

Je ne finirais pas si je m'amusais à développer plus au long toutes ces circonstances, qui sont assez palpables d'elles-mêmes pour celui qui ne veut pas se les cacher.

Mais, dites-moi donc, cher F....., si aidé par vous, nous ne pourrions pas parvenir à faire en sorte que le Professeur Saccombe, qui manifeste un sentiment si contraire, se déterminât à nous apprendre comment la nature pourrait expulser par ses uniques efforts, ou aidée de la main simple et même des *moyens médicaux*, un enfant ordinaire dans cette circonstance, à un, deux, ou trois pouces et demi, tandis que l'on voit qu'une ligne, une seule ligne fait prolonger le travail de deux fois 24 heures. —— Ah ! que ce Professeur qui paraît n'avoir rien de plus cher que l'intérêt de l'humanité, qui se sacrifie tout entier pour elle, qui même, expose son honneur et sa réputation pour son service, que cet homme zélé saisisse l'occasion de lui rendre un bienfait important, de lui devenir à jamais cher ! Qu'il nous apprenne, qu'il rende public ce secret que lui seul possède, et ne se bornant pas à un stérile *défi*, qu'il effectue une promesse, dont l'accomplissement peut le couvrir de gloire.

S'il est donc prouvé qu'un bassin peut être difforme au point de ne pouvoir livrer passage à un enfant ordinaire, fût-il mutilé, d'empêcher même la sortie du placenta ; il est clair que, ne pouvant abandonner ainsi au hazard cet être qui a droit à la vie, et avec lui sa déplorable mère, il est du devoir de l'homme de l'art de chercher le mode le plus sûr pour la conservation des deux individus.

> *Laus magna tibi tribuetur in uno*
> *Corpore servato, restituisse duos.* Tibul. lib. 4.

Or, quel autre moyen se présente-il, qu'une voie

artificielle, l'opération Césarienne, qui par elle-même, comme nous allons le voir, ne met pas toujours la vie de la femme en danger, et assure celle de l'enfant ?

Mais avant d'entamer cet examen, voyons donc si la section Césarienne ne serait indiquée que dans le vice de conformation des os ? — Comment s'y prendra le Docteur Saccombe pour terminer un Accouchement par les voies naturelles, à main-nue, lorsque ces mêmes voies seront disposées de manière à rendre vaines toutes les tentatives possibles ? Lorsque l'un ou l'autre des détroits serait, par exemple, diminué assez considérablement par une exostose, pour procurer cet effet ? Si on en nie l'existence, comme cet Auteur prend plaisir à le faire dans son livre d'observations, pag. 163, je serai en droit de demander pourquoi ces os seraient plutôt à l'abri de cette maladie que les autres ? Que l'on prouve donc que leur nature est *essentiellement* différente des autres parties osseuses. Au reste, je poserai des faits, et si on rejette ceux qu'en donnent les *Bonnet*, les *Pinneau*, les *Sylvius*, (faits inconnus peut-être à M. Saccombe) on ne pourra sans outrager la vérité, révoquer en doute l'observation que le Professeur Kok a citée dans ses leçons, d'une femme, qui est morte dans un Accouchement difficile, causé par une *exostose* placée sur la première pièce du sacrum, qui diminua tellement le détroit supérieur, qu'il ne lui restait dans son petit diamètre que deux pouces et demi. Cette femme est morte peu de momens après avoir été accouchée par le cél. Fried, dans l'année 1763, le 17 Septembre. Quelle opération convenait ici, aussi bien que dans le cas que rapporte Pineau (1), que la Césarienne ? Qu'aurait pu faire ici la main seule, et pourquoi la nature, à qui dans tous les cas possibles, recourt notre auteur, n'a-t-elle pas délivré la femme dont parle Pineau ? M. Saccombe aurait-il exécuté ici sa promesse ? Quel malheur que des *moyens médicaux* n'aient pas été employés dans cette circonstance ! — Vous désirez savoir, comme moi, mon ami, comment s'y prendrait ce dernier, lorsque l'orifice de la matirce se trouverait tellement serré, qu'il serait impossible de le faire dilater ; lorsque le vagin serait en arctuosité ; lorsqu'une membrane tendineuse s'offrirait dans l'orifice interne de la matrice, qui serait assez tenace pour résister à tous ses procédés (2)?

____

(1) Cet Auteur dans son livre, *de Notis virginatis*, dit avoir connu une femme qui mourut, sans avoir pû s'accoucher : on lui trouva une exostose au pubis.

L'autorité du cél. *Simon* pourra venir encore à l'appui de ceci ; » Il y a quelquefois des exostoses si considérables au » pubis et ischium, dit-il, qu'elles peuvent rendre l'opération » Césarienne nécessaire. *Mémoires de l'acad. de chirurg. de Paris, tom. 2.*

Celle de l'illustre *Vanswieten* n'est pas plus à négliger : » Si autem exostoses, vel pessimam conformationem ossium, » pelvis adeo augusta fuerit, ut nulla arte obtineri possit, nec » sperari quidem fœtûs exitus, tunc nihil superest, nisi ut » sectio Cesarea instituatur. » *Comment. sur Boerrh., aphor.* 1316, *pag.* 548, *édit. origin.*

(2) Ce cas est sans doute, un de ceux qui exigent la section Césarienne, comme le propose le cél. Weis dans ce même cas, qu'il rapporte dans le 2me. vol. *du thesaurus dissertationum de Sandiford*, pour lequel il croit que l'on eût dû y avoir recours ; la femme qui fait le sujet de cette observation est morte de la crévasse de la matrice, la vessie ayant été tellement distendue, qu'elle contenait 6 liv. d'urine, qui, fermant l'orifice de la matrice, empêcha la sortie de l'enfant.

Comment il terminera l'Accouchement par ses moyens
indiqués dans le cas où la matrice sera tellement déviée,
que le forceps même y serait inutile ? Comment enfin,
quand il y aura une tumeur à base large, logée dans
la matrice, qu'on ne pourra lier ? — C'est avec votre jugement ordinaire, que dans votre juste indignation vous
demandez si le même Saccombe oserait être conséquent
à ses préceptes dans le cas où une femme, qui aurait
un anévrisme aux artères qui rampent sur l'orifice uté-
rin ou aux vaginales, implorerait son secours, et s'il
ne craindrait pas que par les effets de l'expulsion, elles
ne se crèvent. En effet, par les efforts continus de
la femme, tout le sang étant quasi exprimé de ses muscles, doit se porter intérieurement ; le torrent de la
circulation en sera augmenté, les vaisseaux intérieurs
plus remplis, ces anévrismes plus dilatés et par conséquent plus disposés à se rompre. Il en sera de même
pour la femme qui doit craindre l'apoplexie, la rupture
d'une vomique, etc. etc.

C'est cependant cette opération, la seule ressource
qui nous reste dans ces fâcheuses circonstances, que
cet auteur veut proscrire. D'abord il nie les observations les plus concluantes, rapportées en sa faveur par un
si grand nombre d'auteurs recommandables, et j'ai parlé
de ce fameux argument. En second lieu, il dit... oui, mon
ami, l'avons-nous bien lu ? il l'a écrit, fait imprimer,
que jamais elle n'a eu de succès complet. . . . Mais
au nom de la vérité, au nom de son honneur et réputation, qu'il consulte donc les ouvrages de tant de
savans, qui doivent lui être connus. Je lui dirais volontiers : daignez ouvrir, M. le Professeur, le livre de

Lauverjat, qui vous citera surabondamment des faits à lui propres même, de ce que vous demandez, et qui devrait me dispenser de vous dire tout ceci. *Tolle lege.* Nous traitera-t-il aussi d'ignorant, de fourbe, cet homme célèbre, qui sauva lui seul, deux femmes par ce procédé !

Mais si la singulière hardiesse de cette assertion a dû me surprendre, jugez, mon cher, quel dût être mon étonnement à la lecture du passage, où l'auteur demande s'il est un seul homme qui l'aie vu pratiquer, en aie vu la cure et suivi la guérison ! — Eh bien, sans sortir de mon pays, sans aller chercher en France et dans toutes les contrées de l'Europe, où notre art a fleuri, de ces hommes observateurs, qui en grand nombre doivent avoir été témoins de ces faits, sans, dis-je, y avoir recours, je le lui produirai ce ministre de santé, qui vit pratiquer cinq fois ladite opération, qui la vit cinq fois réussir, et dont trois femmes sont demeurées en parfaite santé, les deux autres étant mortes de causes étrangères, indépendantes de l'opération, l'une de l'effet d'une nouvelle désastreuse pour elle, et l'autre de celui d'une brusquerie, qui les affecterent au point, qu'une révolution spontanée dans la machine animale empêcha la guérison : ce qui n'étonnera pas l'homme de l'art, qui connait tout l'empire des passions violentes sur la femme, et sur-tout sur la femme en cet état. Cet homme célèbre dans l'art de guérir, et des plus distingués dans celui des accouchemens, est M. Kok, Docteur et Professeur en Médecine, anatomie, physiologie, accouchemens, etc., résidant actuellement à Bruxelles. C'est dans différens cas, comme ceux dont je viens de parler, qu'il a vu opérer le cél. Lauverjat, dont il fut le très-digne élève.

C'est ce même professeur, qui justement révolté d'une insigne supercherie, autant que pour venger la mémoire outragée de son maître, me permettra de prendre ici son appui pour donner au docteur Saccombe, avec toute l'assurance que doit inspirer la vérité blessée, le démenti formel d'une proposition qu'il avance dans cette brochure. Non-content d'employer tous les moyens possibles pour improuver cette opération, l'auteur, vous l'avez vû, voudrait encore étayer ses sophismes de l'autorité des plus grands hommes; il voudrait ranger de son sentiment le premier chirurgien qu'ait eu l'Europe. Oui, c'est à Desault, mais à Desault mort, qu'il fait dire que cette opération ne peut jamais être pratiquée sur la femme vivante; tandis que ce chirurgien a dit lui-même à M. Kok, qu'on devait la faire à deux pouces et demi d'étroitesse du diamètre droit. Qui peut donc mieux prouver ici la fausseté de cette assertion maligne, que celui qui en a entendu le contraire de ses propres oreilles, de la bouche de ce Professeur à jamais célèbre, et l'éternel regret de tout ami sincère de ses semblables. ? — Depuis quand donc est-il permis d'abuser ainsi de l'avantage que l'on croit retirer de la mort d'un auteur célèbre, pour tromper tout un public ? Peut-on reconnaître à ce trait celui qui se dit tout-à-la-fois dévoué à la vérité, et tronque ainsi les préceptes des maîtres les plus distingués, et dont l'autorité puissante doit avoir tant d'influence ? Quelle confiance, grand Dieu, puis-je mettre dans les assertions d'un homme qui veut en imposer de la sorte à des élèves commençans, à tous les gens de l'art !... Divulguer que Desault a dit de ne jamais faire la Césarienne, lorsque le contraire est sorti de sa bouche... Le fait est peu digne d'un auteur de tant de réputation,

tion,

tion, et désigne la pénurie des moyens qui est attachée à la défense d'un pareil argument.

Il est inutile que je vous entretienne plus long-temps là-dessus, passons à l'analyse de preuves plus solides.

Certaines raisons que M. Saccombe apporte contre la Césarienne pourraient être concluantes, si, soutenues par la vérité, elles ne dussent pas craindre ses recherches. Il commence par nous la dépeindre des couleurs les plus noires ; comme la plus douloureuse, la plus cruelle et la plus dangereuse qui soit en pratique. Il ne manque pas de nous citer les différens passages des auteurs, qui, la jugeant à-peu-près comme lui, ont été ses adversaires, sans toute-fois faire mention de ceux, bien plus nombreux, qui sont en sa faveur. A en croire l'assurance avec laquelle il nous le dit , elle est mortelle , et il est impossible qu'une femme en réchappe. — Avant d'examiner ces points en particulier, je désirerais savoir pourquoi la Césarienne est la seule des opérations contre laquelle tant de fureur se déchaîne : n'est-il pas dans l'art de guérir mille et une opérations sujettes à des dangers aussi graves que celle-là ? Pourquoi donc tant en vouloir à la Césarienne exclusivement ? Est-ce parce qu'on la croit *mortelle* ? Mais si l'on était de bonne foi , pourrait-on regarder comme mortelle une opération qui a si souvent réussi, qui a rendu tant d'enfans à la vie, arraché tant de femmes à la mort, avec le succès complet ? — Je n'entreprendrai point de faire ici la longue énumération de ces cas heureux, Baudelocque et Lauverjat sur-tout, l'ont faite pour nous tous ; je ne ferai que rappeller en votre souvenir les deux faits déjà mentionnés , dont fut témoin le professeur Kok , et de ceux dont

C

fait aussi mention le cél. Lauverjat, qui les a opérées.
Deux cas entr'autres, rapportés par le Baron *Vanswie-*
ten (1) pourront encore convaincre de cette vérité, sans
tous ceux de M. *Simon* (2) et de plusieurs autres, tels
que *Rousset, F. De Hildain, Sennert, Cangia-Mila*
(3) etc. qui prouvent également par des faits bien at-
testés, que la Césarienne n'est rien moins que mortelle.

Elle a été plus nuisible que profitable à la société,
dira Saccombe; mais de ce que quelques cas, peut-être
nombreux, j'en conviens, n'aient pas eu la réussite es-
pérée par des causes quelconques, qui vont être dé-
veloppées, faut-il conclure contre l'opération ? Dira-t-on
pour une saignée suivie de fâcheux accidens et de la
mort, que la saignée est mortelle ? Il ne faut donc pas,
je le répète, confondre l'art avec son ministre. On en
a fait abus, grand abus même, je le sais; mais quelle
est la meilleure chose, dont les hommes n'aient pas

----

(1) Dans le premier, l'enfant était mort dans la matrice,
et utero ipso eductus fuit ; nullo symptomate vel animi de-
liquio superveniente, et superstite matre. Le 2me. a eu lieu
sur une femme de 48 ans, par une sage-femme, *exemplum*
publico testimonio confirmatum, nullo malo secuto, et mu-
liere posteà integra sanitate fruente...... Commentar. in
Boerrh. aphor. 170, 3. tom. 1. ---- Le même auteur, aphor.
1316. tom. 4, ajoute : *quamvis autem numerosa satîs obser-*
vata doceant, felici cum successu hoc tentatum fuisse, et à
la page suivante : *certum est satis hodiè pernumerosa obser-*
vata, sectionem Cæsuream institutam fuisse, superstite ma-
tre, et pòst integra sanitate fruente ac fæcundâ.

(2) Mémoires de l'Acad. de Chir. de Paris, tom. 1, pag.
633, et tom. 2, pag. 308 et 333.

(3) Embryologia sacra, libro 3°., pag. 113 et suiv.

abusé ? S'ensuit-il que ces choses soient mauvaises ? Au reste, le Professeur Saccombe n'est pas le premier des gens de l'art qui parle ce langage ; le grand *Richter* croit de même, que l'opération Césarienne est mortelle, ou très-dangereuse. Mais aussi, dans un coupable choix, préfère-t-il conserver la mère à l'enfant. *Biblioth. de Chir. vol.* 5. *part.* 2, *pag.* 213.

Confondant sans cesse le danger de l'opération avec l'effet des circonstances, elle est *très-dangereuse*, dit-on. Mais ce danger est-il inhérent à l'opération même, ou s'il ne dépend pas tout entier des accidens nombreux, mais évitables auxquels peut donner naissance l'opérateur même, soit par mal-adresse, inhabileté, négligence, etc. accidens qui peuvent provenir aussi, comme c'est le plus ordinaire, de ce qui a précédé : si on a déjà tant irrité par un toucher indiscret, trop souvent et inutilement répété, si on n'a pas disposé la femme, etc. N'en est-il pas de celle-ci, comme de tant d'opérations, dont on aggrave, ou plutôt fait naître le danger, soit en ne la faisant pas à tems ; en perdant en vaines délibérations des momens précieux pour la nécessité de l'opération, et en ne la mettant ainsi en pratique, que lorsque les forces de la femme sont totalement abbattues ? — Je ne résiste pas à transcrire un passage du cél. *Vanswieten*, où il développe cette vérité avec la candeur et la précision qui caractérisent tous ses écrits. » Minimè videtur mirum, sectionem illam non tan-
» tùm mulieribus illam subituris, sed et medicis et chi-
» rurgis horrorem incussisse. Cùmque non semper fue-
» rit successus, hinc multi illam damnaverunt omni-
» no, tanquam crudelem et inutilem. Accedit, quod

» sæpius nec parturiens , nec adstantes hanc operatio-
» nem admittant, nisi dum jam vires fatiscunt omni-
» no ; tuncque *mors , si sequatur , abscribitur opera-*
» *tioni , cujus felix exitus sperari potuisset , modo ci-*
» *tius fuisset adhibita* ». Comment. in Boerrh. Aphor. 1316, pag. 551.

C'est également ce, pourquoi les Professeurs Beau-
delocque (1) Plenck (2), Lamotte, dans un certain
passage (3), Kok, etc. ont jugé que l'opération Césarienne est très-dangereuse et même mortelle , si la
femme a perdu ses forces , si elle est épuisée par le long
travail, si ses parties sont déjà affectées ou très-dispo-
sées à l'inflammation, etc. — Il me semble donc que l'on
peut croire, que faite à tems , dans un sujet jeune et
bien portant d'ailleurs , jouissant de toutes ses forces ,
avec les prédispositions requises et par un chirurgien éclairé et habile , cette opération ne sera pas plus grave que
toute autre , et le danger qni serait de son essence, se ré-

---

(1) Art des Accouchemens , vol. 2 , pag. 282, 304 et
suivantes.

(2) Pag. 211.

(3) Ce passage se trouve à la 522me. pag. du 4me. livre, ancien. édit. , dont adroitement le docteur Saccombe ne fait pas
mention. Il y dit qu'en cas de mauvaise conformation , n'ayant
pas d'autre moyen , *il ferait la Césarienne sans hésiter* , et il
y ajoute qu'elle n'est souvent dangereuse que parce qu'elle est em-
ployée dans les derniers momens. — Il contraste singulièrement
avec celui qui se trouve à la page 526 , où il est dit nettement ,
que loin d'approuver cette opérat. , jamais il ne la pratiquera.
Que faut-il conclure d'une autorité aussi contrariante, dont
se sert M. Saccombe ?

duira à rien. Je prendrai pour exemple le bubonocèle, qui ne devient ordinairement dangereux qu'à force de tentatives, d'irritations, de perte de tems, etc. ; tandis que faite à tems et sans irritations antérieures, l'on voit réussir cette opération le mieux du monde.

On s'est permis de dire qu'elle était *cruelle*. Mais lequel des deux procédés méritera le mieux cette épithète, de celui, qui, comptant pour rien tous les secours manuels, se fiant aveuglément à la nature, laisse périr misérablement et la mère et son fruit dans les efforts impuissans de celle en qui il met toute sa sotte confiance ; ou bien de celui, qui fort de ses principes, arrache avec certitude l'enfant à la mort et en préserve la mère même, par un moyen qui ne la met pas dans un danger certain comme celui de l'autre procédé ?

Mais c'est la terrible incision à la matrice contre laquelle se recrient les adversaires de la Césarienne. —— On ne manquera certainement pas de nous citer l'autorité d'Hippocrate, qui met ce viscère au nombre des trois, dont, selon lui la lésion est mortelle. Qu'ils nous citent toute l'école antique de la Médecine, tous les auteurs modernes s'ils le veulent, que pourront tous leurs argumens contre les exemples frappans du peu de danger que court la femme par la lésion de la matrice ? — Sans m'arrêter à vous en faire l'énumération, je me contenterai de vous citer ceux qui m'ont le plus frappé, et d'après lesquels je ne conçois pas comment l'on puisse mettre encore en doute le non-danger de cet accident. —— En effet, Rousset ne rapporte-t-il pas qu'une femme a subi six fois cette opération, et qu'à la 7me couche, elle est morte, n'ayant pas été opérée (1)? Ne dit-il pas même qu'un chirurgien a cautérisé la matrice et que la femme en est guérie (2) ? N'a-t-on pas présenté à l'Académie une femme à qui on avait incisé ce viscere crucialement, et puis réuni par la suture.... ? Un autre chirurgien aussi entreprenant, après avoir fait une incision trop haut, en fit une seconde au-dessous et réunit ensuite la matrice par des points de suture (3). *Vandenenden* nous dit encore qu'une matrice fut percée par les cornes d'un taureau avec guérison. Nous avons sous les yeux deux cas frappans de cette vérité, dans le 2me. vol. du *Journal de Chirurg. de Desault, pag.* 322 *et* 326. Le premier est une opération Césarienne commencée par la corne d'un bœuf et terminée par la nature ; l'autre est cette même opération faite à la suite d'un coup de corne de bœuf. Les deux femmes en furent rétablies. Vous connaissez encore ce cas où nous avons vû la matrice déchirée par l'aigu des os, provenant de l'arrachement de la tête, en retournant ce tronc mutilé, contre toutes les règles de l'art, et la femme n'en est-elle pas bien guérie ? Le cél. *Peu*, en qui il parait que M. Saccombe a, à juste titre, tant de confiance, lui rapporte (4) le cas où une femme fut guérie, malgré que la matrice ait été blessée en plusieurs endroits, ainsi que la vessie; et que le travail ait duré six jours; le fœtus étant tout disséqué. Ces faits ne suffisent-ils point encore, faut-il que j'y

---

(1) Lib. *de partu Cæsareo.*
(2) Ibidem, sect. 4, hist. 2.
(3) Journal de Médecine, année 1770.
(4) Pratique des Accouch. liv. 2, chap. 3, pag. 341.

joigne l'assertion authentique du cél. *Winslow*, qui
dit dans une thèse soutenue à Paris; « Sin ad servan-
» dum præ fœtu matrem obstetr. hamatile minus anceps
» et æquè insons, etc. » *quod hysterotomia non anceps
sed insons sit remedium, debitâ cum cautelâ instuta.*
Pourra-t-on dire encore, d'après tout cela, que la Césarienne est très-dangereuse par l'incision à la matrice ?

Au moins, diront les anti-Césariens, ne nous dis-
putera-t-on pas qu'elle est la plus douloureuse des opérations, par la quantité prodigieuse de nerfs qui se rendent de toutes parts à la matrice, et que l'on doit
nécessairement diviser. — Je demanderais volontiers un
instant de réflexion à ces Messieurs, car je crains qu'ils
ne se trompent. — Il est incontestable que les nerfs qui
se distribuent à la matrice, soient très-nombreux, et
aient communication avec la plus grande partie des autres. Mais dans ce cas-ci, ce n'est pas tant leur nombre ni leur rapport, que leur disposition particulière à
la matrice, qui doit fixer notre attention. Or, c'est le
fond et le corps de ce viscère que l'on incise, qui servent
comme de conduits à ces nerfs, qui n'y font que passer,
pour aller se rendre de concert à l'orifice. Par conséquent les nerfs ne s'y développant pas, ces parties de
la matrice doivent être peu sensibles, tandis que toute
sa sensibilité gît dans son orifice, où ils vont s'épa-
nouir en forme de réseau, sensibilité locale et partielle,
qui est la preuve de ce que j'avance. La matrice n'est
pas la seule partie qui nous offre ce phénomène dans
l'économie animale : il en est de même encore de la
dure-mère, qui est insensible, malgré les branches de
la 5me. paire qui s'y rendent, mais aussi, sans se dé-

velopper. D'ailleurs, s'il était vrai que la matrice fût si sensible, quelles douleurs ne devrait pas éprouver la femme pendant l'extrême développement que ce viscère subit, par le gorgement de sang qu'il éprouve de la rétention des règles ? etc. — Mais joignons l'expérience au raisonnement. A-t-on jamais vu la femme se plaindre des douleurs que lui aurait procuré la main de l'accoucheur dans la matrice, lorsqu'elle avait franchi l'orifice ? Le forceps, le lévier, les ligatures de certaines tumeurs, les injections souvent à la glace, etc. lui firent-elles jamais éprouver des sensations douloureuses ? Agacez, irritez même les parois internes de la matrice, et vous verrez que la femme n'en témoignera rien, tandis qu'un simple caillot, qui est doux, humide, moux, pouvant se prêter, étant situé dans l'orifice, fait souffrir cruellement la patiente. Cette incision d'ailleurs n'est quasi qu'une séparation des fibres utérines, tant ce viscère est aminci et développé. — Mais quelle preuve plus convaincante puis-je produire de cette vérité, que ce qu'en a dit la femme opérée par le célèbre Millot, au professeur Kok, qu'elle avait très-peu souffert pendant l'opération. Je dirai en passant que cette femme en est très-bien guérie, et qu'elle est demeurée sans accidens, sinon une éventration, pour laquelle elle a négligé les remèdes indiqués, tellement cet accident tant crié, lui était à charge.

Voyons maintenant quels sont les accidens à craindre dans la pratique de cette opération, et qui, à entendre M. Saccombe, doivent absolument avoir lieu. Je commence par l'hémorragie.

Il est de fait, que toutes les opérations suivies de

grandes hémorragies sont ordinairement sinon sans guérison, au moins d'une cure très-longue et difficile. Ceci
posé, on ne pourra disconvenir, que s'il est prouvé que
la Césarienne en soit susceptible par elle-même, elle ne
soit très-dangereuse et mortelle. Mais il est impossible que
la femme périsse d'hémorragie à la suite de cette section,
si elle est faite selon tous les principes de l'art. — En
effet, qu'observe-t-on dans la disposition des vaisseaux
utérins pendant la grossesse et à cette dernière époque ?
Ils sont si minces, qu'ils peuvent être contenus dans
une paroi tellement fine que le cél. Camper l'avait déjà
incisée qu'il croiait n'être parvenu encore qu'à ses en-
veloppes, et qu'il vit la matrice de l'épaisseur d'une
feuille de papier, comme il le dit, ainsi que Lauverjat. Cela n'étonnera pas celui qui connait bien le
méchanisme et l'effet du développement de ce viscère.
Il s'amincit (1) comme on le sait, les vaisseaux contenus dans son tissu s'allongent en se distendant et di-

---

(1) Il est peu de matières en physiologie qui aient attiré
plus de débats que l'état de la matrice pendant la grossesse.
Cependant l'on peut réduire à trois principaux, les avis par-
tagés des différens auteurs qui ont traité ce sujet. — Le 1er.
est l'amincissement gradué de ce viscère à mesure qu'il se développe. Le 2me. est l'opposé de celui-ci, son accroissement
en épaisseur : et le dernier, ne se déterminant pour aucun de
ces extrêmes, semble tenir le milieu entr'eux ; c'est-à-dire
sans admettre le moindre changement dans le volume des parois de la matrice. La première de ces opinions reconnoît pour
auteur l'antique *Galien*, dont l'autorité entraîna le suffrage
d'un grand nombre de sectateurs de l'école Galénique : le grand

minuent par conséquent de calibre ; or , leur calibre
étant diminué , ils ne peuvent plus contenir autant de

Vésale même (1), un des plus chauds adversaires de cette
dernière , adopta cette opinion ; et l'on vit dans des temps moins
reculés , un Accoucheur célèbre faire revivre ce sentiment, et
en prouver de nouveau la vérité frappante (2). --- Il est bien
étonnant qu'après tant de preuves , tant de bons argumens que
nous fournissent le raisonnement et la structure mieux con-
nue de la matrice , il se trouve encore des auteurs qui protes-
tent contre un fait si positif. En effet, la physique, les observations anatomiques et l'expérience sur-tout , ne devraient elles
pas suffire pour faire convenir unanimement sur l'amincissement de la matrice ? 1°. Ce phénomène est d'abord conforme
aux lois de la saine physique , qui nous apprennent que tout
corps qui se distend perd en épaisseur. 2°. Il est prouvé par
l'expérience , par ce qu'on a eu occasion d'en voir , depuis
qu'au moyen de l'opération Césarienne , ce viscère s'est mon-
tré à nud chez la femme vivante , aux yeux de l'observateur ;
depuis que dans cette triste circonstance , les cél. *Camper* et
Lauverjat l'ont trouvée comme une *feuille de papier*. D'autres , et sur-tout le cél. *Pouteau* , l'ayant vu dans un degré moindre d'amincissement , l'ont comparée à l'une des aîles du nez
pour l'épaisseur. (3) L'observation nous le démontre par
la preuve qu'on en retire , que les vaisseaux de la matrice en
développant leurs différens contours , s'étendent et s'amincis-
sent bientôt de calibre , ne pouvant plus fournir à un développement ultérieur. --- Les adversaires de cette opinion ont

---

(1) *Opera omnia anat. et chirurg. tom.* 1 , *lib.* 5 , *chap.* 15 , *pag.* 459.
edit. Leidens. , où il dit également que les vaisseaux de la matrice sont
très-nombreux et s'insinuent dans sa tunique , qui est d'autant plus mince que
l'uterus est plus développé.

(2) Mauriceau.

(3) *Œuvres posthumes* , *tom.* 3 , *pag.* 8. La matrice dont il parle n'a-
vait, dit-il , qu'une ligne géométrique d'épaisseur.

sang et s'ils sont si minces au moment de l'accouchement, combien peu de sang devront-ils contenir au mo-

---

un sentiment diamétralement opposé. Ils disent que les vaisseaux
se développent dans le tissu cellulaire et y accroissent en calibre, pour être d'ailleurs les réservoirs du sang destiné au
développement du fœtus et de la matrice. La preuve qu'ils en
donnent est également tirée de l'observation, qui toujours la
leur a montrée telle dans toutes les inspections. Elle devrait
être sans replique, si elle ne se détruisait par elle-même. Car
dans quel temps ont été faites ces inspections ? Ce fut cons-
tamment après la crévasse des membranes, l'écoulement des
eaux, et par conséquent après la contraction de la matrice et
son retour sur elle-même. Or qu'arrive-t-il dans ce moment ?
Ce viscère reprenant en très-peu de temps sa primitive épaisseur par sa contraction, ses vaisseaux reprennent aussi leur
calibre ordinaire et se gorgent de sang. On peut aussi l'avoir
incisée à l'endroit de l'implantation du placenta où ce viscère
est toujours beaucoup plus épais et les vaisseaux moins éten-
dus ; ou bien encore sur ces côtés, où sont situés les troncs
de ses vaisseaux. Ces différentes causes, et sur-tout la première, auront donc été la source principale de cette erreur tant
accréditée, et enseignée même dans les écoles les plus célèbres. Si l'on demande ce que deviendra tout ce sang supposé
contenu dans les vaisseaux utérins : la réponse se trouve indiquée dans les principes de la physiologie : tout viscère qui
se distend assez pour resserrer le calibre de ses vaisseaux, a
naturellement un réservoir pour ce sang exprimé ; telle est
sans doute la rate, servant de *diverticulum* à l'estomac,
puisqu'on la trouve engorgée considérablement chez ceux qui
sont morts, ayant l'estomac plein et vice versâ. Or, la matrice aura de même pour réservoir les prétendus ligamens ronds,
dont l'usage est assez connu, et le placenta. Cela peut évidem-
ment se prouver par le gonflement qu'éprouvent ces ligamens
pendant la contraction de la matrice, et les douleurs aux

ment de l'opération ? Il s'ensuit donc que l'opération étant
faite pendant cet état des vaisseaux, c'est-à-dire, avant

---

aines, au pudendum, etc. qu'il procure. J'ajouterai à tout
ceci l'autorité d'un auteur célèbre par le savant ouvrage
qu'il donna sur la matrice enceinte (1). Il reconnut à l'ins-
pection qu'il eut la rare occasion d'en faire, que ses vaisseaux
étaient très-grêles et très-nombreux. Voici ses paroles, dont
il serait difficile de rendre le vrai sens : " Substantia quo-
" dammodò lamellata videbatur, quasi ex planis irregularibus
" invicem superimpositis coagmentata, *vasaque insignia et*
" *numerosissima* impleta gerebat. (§ 10, 2°. pag. 12) Il ajoute
(pag. 112, § 89, du même traité *de utero gravido*) " quoäd
" vasa in dissectis marginibus obvia, hæc *insignia* dixi et *nu-*
" *merosissima*. Quæ verba ut ritè intelligantur, notandum est
" quatuor tantum vel quinque vasa, pennæ anserinæ capacia,
" ibidem adparuisse, eaque *insignia* vocavi ; reliqua *numero-*
" *sissima* quidem, sed *exigua* fuerunt, etc. " Au reste, je sais
que cet auteur n'admet pas plutôt ce dernier sentiment que les
autres. Il les croit tous trois plausibles plus ou moins, mais
il penche pour le 3me, *uteri crassitiem nonnumquàm augeri,*
nonnumquam manere eamdem, selon Deventer. Il était d'ailleurs
dans la même erreur, de ne pas distinguer l'état qui précède
et celui qui suit la contraction de la matrice ; car il apporte
pour concluante l'autorité d'Heister, qui dit l'avoir remarqué
sur une quantité de femmes grosses, avant et après l'accouchement. *Compend. anatom. tom.* 2, *pag.* 79. Il serait inutile
maintenant de parler des deux derniers sentimens, qui eurent
également des auteurs célèbres pour sectateurs : le 2me, celui de l'épaississement fut mis au jour par *Arantius*, dans son
traité du fœtus humain, et soutenu par *Higmor*, *Degraaf*,
Marrher, etc. Le dernier est celui de *Malpighius*, qui, à sept
mois avait trouvé la matrice de l'épaisseur du doigt.

---

(1) Noortwyck, *de utero gravido.*

qu'ils n'aient repris leur calibre ordinaire, en se repliant en zig-zag par la contraction de la matrice, avant qu'ils ne soient de nouveaux gorgés de sang, et en prévenant à cet effet la crévasse des membranes, l'hémorragie sera peu à craindre; elle sera même impossible, puisque la matrice les resserrant aussi-tôt, devra fermer les embouchures béantes de ses vaisseaux, et faire cesser tout écoulement sanguin. L'expérience est sur ce point tellement d'accord avec la théorie, que jamais plus de 6 onces de sang n'a été épanché de la plaie faite à la matrice, saine d'ailleurs, et cette diminution de six onces ne sera-t-elle pas plutôt un bien, puisqu'elle tiendra lieu de saignée locale, qui sera un remède prophilactique pour l'inflammation, et suppléera encore à la saignée qu'on a coutume de faire en pareil cas à cette fin? Cette opération faite avant la rupture des membranes, quelle sera donc la fameuse hémorragie tant à craindre? Une perte fort utile de cinq à six onces de sang....

Cependant l'on pourrait objecter que cette théorie ne pouvant s'appliquer si l'on vient à blesser les gros troncs des vaisseaux utérins, elle se trouvera réduite à rien. Mais si l'on nous propose l'appareil latéral, ou bien un accoucheur assez ignorant pour ne pas reconnaître une torsion ou une grande obliquité de la matrice, qui dans ce cas présenterait ces-dits troncs à la ligne blanche, l'on sort des premiers principes, et il vaudrait autant dire que la lésion des trompes et des ovaires est un accident de l'opération.

Mais les vaisseaux épigastriques.... Eh bien, Messieurs ! la ligature ne peut-elle pas s'en faire, comme dans toute opération ? Le Professeur Dubois, dit M. Saccombe, avait ses mains toute dégoûtantes de sang. En vérité, mon ami, je ne vois pas d'où aurait pû provenir une quantité de sang aussi considérable, que cet auteur voudrait le faire croire, à moins que ce ne fût de ces dernières artères. Or, cela ne prouve rien contre la Césarienne. D'ailleurs une demi-once de sang pourrait en teindre tout-à-fait les mains. —Au reste quelle est l'opération en chirurgie qui se fasse sans effusion plus ou moins grande de sang, et combien n'en est-il pas qui en donnent dix fois plus que celle-ci ? Mais non, un funeste esprit d'innovation n'en veut qu'à la Césarienne, il ne voit qu'elle, elle est l'entier objet de tout son acharnement et aucun moyen n'est négligé pour la faire reprouver.

S'il n'a pas été difficile aux adversaires des anti-Césariens, de vaincre l'objection d'hémorragie par les causes ci-mentionnées, ces derniers ont bien crû au moins de leur en opposer qui les réduiraient au silence. Mais ne croyez-vous pas avec moi qu'ils seront deçus dans leur attente ? C'est *l'hémorragie par cause d'inertie*, qui se suivrait aussi de cette opération en la faisant avant l'expulsion des eaux, dont je veux vous entretenir encore. —— » La matrice étant pleine d'eau, » disent-ils, l'évacuation subite de celle-ci surprend en » quelque sorte ce viscère ; la fibre ne peut se contrac- » ter, tombe en inertie et expose la femme à périr » d'hémorragie. » Il est évident que si cet accident avait lieu, les vaisseaux béants ne pouvant être resserrés, une hémorragie aurait lieu. Mais en tout cas, combien grande sera-telle ? Nous avons déjà vu que les vaisseaux qui devraient la fournir, sont si petits, que la matrice est quasi sans sang, *exsanguis*, et comment seraient-ils plus considérables dans des parois, qui sont quelquefois de si peu d'épaisseur? Ils ne pourront donc jamais fournir une hémorragie bien dangereuse, puisqu'à *fortiori*, la matrice ne se contractant pas, il leur sera impossible de reprendre un calibre assez gros pour contenir beaucoup de sang. — Que de raisons n'avons-nous pas d'ailleurs de nous rassurer contre l'*inertie* et ses suites! D'abord ne sait-on pas que dans ce cas-ci, la femme a déjà lutté quelque tems contre les obstacles qui s'opposent à l'efficacité de ses efforts ; que toutes ses parties et sur-tout l'organe actif, la matrice, ont été irritées et provoquées par conséquent à la contraction ; que son bassin d'ailleurs est plus étroit, et que devenant lui-même un point d'irritation, les frottemens sont plus violens, les causes irritantes plus efficaces? Cette femme n'est-elle pas infiniment plus irritable, plus sensible qu'en tout autre tems, tout enfin ne concourt-il pas à mettre toutes ses parties en mouvement, ne l'y sont-elles même pas depuis long-tems? Tant d'inquiétudes pénibles, de sollicitudes accablantes, de craintes phantasques, le fantôme d'une opération toujours effrayante pour la malheureuse mère qui doit la subir, l'aspect continuel de ce qu'elle a de plus cher, qu'elle craint de quitter à jamais; ce concours de causes n'augmente-il pas l'intensité des forces irritantes; ne met-il pas en jeu tous les organes déjà disposés de sa sensibilité et irritabilité? Or, si l'on remarque que dans un accouchement par expulsion, où toutes ces circonstances n'ont pas lieu, où le bassin est bien conformé, la matrice pas tant agacée, l'irritabilité pas si considérable, etc. si l'on observe, dis-je, que dans ce cas le moindre attouchement à ce viscère le fait contracter avec violence, que la moindre titillation à sa partie la plus sensible alors, l'orifice, produit des réactions et des douleurs si fortes ; quel effet ne devra pas avoir ici, sur une matrice dans cet état, une incision de cinq à six pouces, plus irritante, j'espère, qu'un simple attouchement? Mais s'il paraît que l'incision seule dûsse suffire pour en déterminer la contraction, combien la force de cette dernière ne sera-t-elle pas encore augmentée par le contact de l'air et par l'irritation que procurera la sortie de l'enfant à travers la plaie ? Peut-on croire d'après cela que l'inertie de la matrice pourrait avoir lieu sans d'autres causes qui la détermineraient infailliblement !

Vient ensuite *l'épanchement* dans la cavité du bas-ventre, accident bien grave, selon les antagonistes de la Césarienne. — Il me semble, mon cher F...., que je serais autorisé à demander comment cet épanchement pourra avoir lieu, si l'incision est pratiquée assez haut de part et d'autre, pour que les lèvres de la plaie de la matrice soient parallèles à la plaie extérieure : toutes les matières ne s'écouleront-elles pas au-dehors ? D'ailleurs la matrice se contracte ou non. Si elle le fait, il est certain que la plaie sera assez étroitement fermée, pour que rien n'en puisse s'échapper, et cette contraction est quelquefois si forte que la plaie se trouve exactement resserrée avec la plus grande promptitude. Le fameux Louis, faisant cette opération sur une femme morte, vit la matrice se contracter au point qu'il dût augmenter la plaie pour extraire l'enfant. — Mais supposons maintenant que l'épanchement ait lieu dans le ventre, quel mal si grand en est-il à redouter? La nature

ture ne pourra-t-elle pas, aussi bien que dans la poitrine, le crâne, etc. repomper ce fluide, dont la sortie pourra encore être favorisée par la situation et même par l'étanchement ? — Si la nature trouve assez de moyens pour repomper l'eau chez certains hydropiques, dont les vaisseaux inhalans sont encore morbifiques, et diminués en action, comme tous les jours ces exemples se voient chez des malades ; à plus forte raison, avec combien plus d'avantage, usant de toutes ses forces intactes, ne l'opérera-t-elle pas où ces vaisseaux inhalans sont sains et dans toute leur vigueur ? Je dirai plus, cet épanchement sera favorable, ce sera un bain interne, d'une douce chaleur, remède prophilactique pour l'inflammation. C'est pourquoi *Levret* et *Lauverjat* conseillèrent les bains après l'opération. Ils relâcheront toutes les parties tendues, disposées à l'inflammation, et loin de s'inquiéter sur le sort de ce liquide, on doit l'employer avec d'autant plus d'assurance que jusques sur les cadavres le fluide se déplace. — Il me semble donc, qu'outre la non-nuisibilité de l'épanchement, il est encore difficile qu'il arrive, à moins que l'inertie de la matrice n'en soit la cause, et en parlant de cette dernière, j'ai fait voir combien elle était à craindre.

On a encore objecté la *lésion des intestins*, et surtout de *la vessie*. Faible argument. Car est-il possible de croire que l'accoucheur entreprennant cette opération, fût assez inepte, assez imprudent pour ne pas évacuer auparavant la vessie urinaire, et évacuée, comment pourra-t-il y parvenir et la blesser, tandis qu'elle sera située dans le petit bassin derrière les os pubis. Il ne serait pas impossible cependant, que, distendue ex-

D

traordinairement, ou bien n'étant pas tout-à-fait évacuée, elle surpassât de beaucoup les pubis et se trou-
vât sous le tranchant de l'opérateur ; mais outre que
cela ne serait qu'une exception, on pourrait encore
l'éviter en la déviant de côté ou d'autre. — Quant à la
lésion des intestins grêles, comment a-t-on pû la proposer,
puisque ces intestins étant les plus flottans, doivent
suivre l'impulsion du corps qui les pousse, et se trouver par conséquent au-dessus de la matrice dont on les
éloignera encore ? Au reste, ils ne se trouvent que rare-
ment, si-non jamais à sa face antérieure, qui est contre la ligne blanche, et il serait difficile même de les
inciser.

Ils nous disent aussi, que les *lochies* passant par la
plaie, en deviendront purulentes, irriteront les intestins,
produiront même des fièvres putrides. Je ne pourrais que
vous répéter ici ce que j'ai dit sur l'épanchement. Si la
matrice se contracte, et que l'opération est bien faite,
elles s'écouleront par la voie ordinaire. Mais si l'opérateur n'a pas ménagé du reste de la matrice une espèce
d'entonnoir en incisant fort haut, la faute est à lui seul,
et il pourra encore y remédier.

Ce n'est pas tout : le Professeur Saccombe lui-même
donne encore pour accident, et l'accident, dit-il, dont
presque toutes les femmes opérées sont mortes, *l'inflammation de la matrice*. Mais si l'on y eût un peu réfléchi, le résultat de cette réflexion n'eût-il pas plutôt été
que loin que l'inflammation dépende de cette opération,
celle-ci porte même avec elle le remède le plus efficace
que l'on connaisse contre cet accident, puisqu'elle pose
un dégorgement de sang plus ou moins grand, et que la

cause de l'inflammation est une abondance relative et ab-
solue de cette humeur, que l'opération fait lever.— Cet accident d'ailleurs peut être produit par des coliques, un âcre
quelconque des viscères, un vice inné dans les humeurs,
qui se portant là où l'irritation est la plus grande, là où est
le foyer des humeurs, doit se communiquer à la matrice,
et peut l'avoir déjà enflammée avant l'opération. — Ce
sont de ces circonstances où toutes les lumières de la Médecine doivent échouer, où l'homme de l'art le plus
consommé dans sa science ne peut rien, puisqu'il n'a
rien pû prévoir. — Je suppose un de ces maîtres habiles
opérant dix ou douze femmes de suite, et le perdant toutes, pourra-t-il être accusé d'incapacité, pourra-t-on pour
cela sévir contre l'opération? Or, quelle certitude a M.
Saccombe, qui accuse en quelque sorte de meurtre le
professeur Dubois, que la femme Vasseur n'était pas
dans ce cas?— Au reste, il est certain que si l'inflammation se suit de l'opération, elle doit plutôt être attribuée
à ce qui l'aura précédé, abstraction faite des causes
que je viens d'énoncer, telle sera la négligence des prédispositions, un toucher trop fréquent, ou bien même
l'incision faite trop petite occasionnant la déchirure de
la plaie par la sortie de l'enfant.

Serait sans doute à blâmer, l'Accoucheur peu soi-
gneux, qui avant d'opérer n'aurait pas employé tous les
moyens possibles d'assurer la guérison de la malade, en
prévenant tous les accidens qui peuvent survenir, et sur-
tout l'inflammation, par des bains, une diète convena-
ble, la saignée si elle est pléthorique, etc. le tout analogue à la personne, saison, climat, etc. au secours des-
quels et une bonne cure, les suites de cette opération
ne seront pas plus à redouter que celles de toute autre,

Dans la pénurie de moyens qui restent aux susdits adversaires, ils objectent encore la *lésion de l'enfant.* — Si tant est qu'elle méritât une réponse, on pourrait dire 1°. que l'on ne doit pas opérer là où l'enfant fait bosse, 2°. que d'ailleurs le doigt guidera le bistouri, et 3°. que la faisant avant la sortie des eaux, celles-ci garantiront suffisamment l'objet de la tendre sollicitude de ces Messieurs.

On a parlé encore du *pincement des intestins* dans la plaie : mais cet accident peut tout au plus avoir lieu lors de l'incision latérale. Or, c'est celle à la ligne blanche, qui est la plus favorable et dans laquelle ce cas s'est très-rarement observé. On pourrait d'ailleurs le prévenir.

La *lésion du placenta* n'offrira rien de dangereux si, ne se contentant pas de le détacher en partie, on le fait en entier. Quant à l'hémorragie qui pourrait en résulter, cela rentre dans ce que j'en ai dit ci-devant.

La *stérilité* qu'on a voulu faire craindre aux femmes, ne devra pas les inquiéter, puisqu'elles auront pour assurances, des femmes qui ont été opérées plusieurs fois, et jusqu'à six selon Rousset.

Quant à la *hernie ventrale*, que M. Saccombe depeint comme si elle était inévitable et sans remèdes, on peut la prévenir par un bandage analogue, et par conséquent cette objection si bien écrite se réduit à rien. *Nascitur mus.*

Il reste peut-être encore la *plaie* qu'exige l'opération, qui à ce que dit, je crois, M. Saccombe dans quelqu'endroit de ses ouvrages, doit intimider par son énormité le Chirurgien le plus éprouvé. Mais cette plaie, pour grande qu'elle est, serait-elle donc d'une guérison désespérée ? D'ailleurs que d'opérations qui nous en offrent d'aussi révoltantes que celle-là ! — *Fouiller dans les entrailles vivantes d'une femme....., dira Saccombe.* — *Laisser périr dans les angoisses horribles de la mort cette même femme, être l'assassin de son fruit en même-temps que de la mère, puisque vous pouviez les secourir....* dirai-je moi. Lequel de nous deux sera le plus coupable envers sa conscience, aux yeux de l'humanité entière ?

Je terminerai ce faible ébauche en disant que si tous les auteurs, qui ont si peu discrètement sévi contre la Césarienne, eussent médité les principaux points rapportés ici, s'ils eussent pris égard à toutes les circonstances, réfléchi que l'opérateur est plus souvent en faute, et jamais l'opération ; si enfin ils eussent toujours prêté une oreille sensible aux cris de l'humanité souffrante dans une circonstance aussi critique, sans avoir de préférence toujours coupable, comme s'ils avaient le droit de s'ériger arbitre de la vie de ceux que la nature destine à la vie, si, dis-je, tout ceci eût été mûrement pésé, il est à croire que jamais on n'eût soutenu une opinion si funeste aux femmes et aux enfans, qui sont l'objet de l'acte que se propose, et ne peut effectuer la nature dans ces cas désolants.

Pardon, mon bon ami, si j'ai outrepassé les bornes que devait me prescrire une simple lettre ; mais vous l'avez voulu. C'est une raison de plus pour confirmer l'espoir que j'ai dans votre indulgence. —— Je crois avoir suffisamment prouvé la nécessité indispensable en certains cas de l'opération Césarienne, le peu de valeur des raisons apportées contre elle, et le rapport qu'elle a d'ailleurs avec toutes les opérations, son danger, comme celui de ces dernières ne dépendant absolument que des circonstances et de l'opérateur. — Je n'ai pas entrepris, comme vous deviez vous y attendre, la défense des MM. Dubois et Baudelocque, parce que d'abord c'est un fait qui m'est étranger et peu connu, et qu'en sus, mon faible organe ne pourrait rien ajouter à la réputation brillante de ces hommes célèbres, qui d'ailleurs ont en mains des armes beaucoup plus fortes qu'il ne leur en faudrait pour cet effet. Il serait à désirer même que contre pareilles accusations, qu'ils regardent sans doute comme la voix criant dans le désert, l'on tînt toujours une conduite semblable à celle de ces auteurs aussi dociles dans leur manière de penser, qu'illustres dans leur art. — Quelle justification égalerait jamais ce silence triomphant !

Je me suis borné, mon cher F....., à tenter de prouver que les argumens proposés par M. Saccombe, ne sont rien moins que concluants. Je désire avoir rempli mon but. — Je me croirai heureux, si, non trompé dans mon espoir, le Docteur Saccombe daigne se donner la peine de me faire connaître le peu de solidité que pourraient avoir mes raisons, en les combattant par des preuves fondamentales, qui ne devant rien au ridicule, feront à jamais connaître aux Accoucheurs étonnés, qu'il est un spécifique pour terminer heureusement les Accouchemens les plus difficiles, et prouveront la dangereuse audace que j'aurais eue de riposter à un maître aussi redoutable, tant par ses talens que par les découvertes inappréciables, dont il aurait enrichi un art si utile à l'humanité.

Vous ne me refuserez pas, j'ose espérer, le seul prix que j'attends de votre part, c'est votre approbation : si je l'ai su mériter, mes peines seront amplement dédommagées, et ce sera un motif de plus pour vous prier de recevoir les assurances les plus profondes de mon sincère attachement.

Difficiles scriptor juvenis moderatur habenas,
Si non sat tenuit, magnis tamen excidit ausis.

J. B. J VANDENZANDE, élève en Médecine.

Bruxelles, ce 1er. Janvier 1797, (vieux style), correspondant au 12 Nivose, an 5 de la République Française.

9 782329 372150